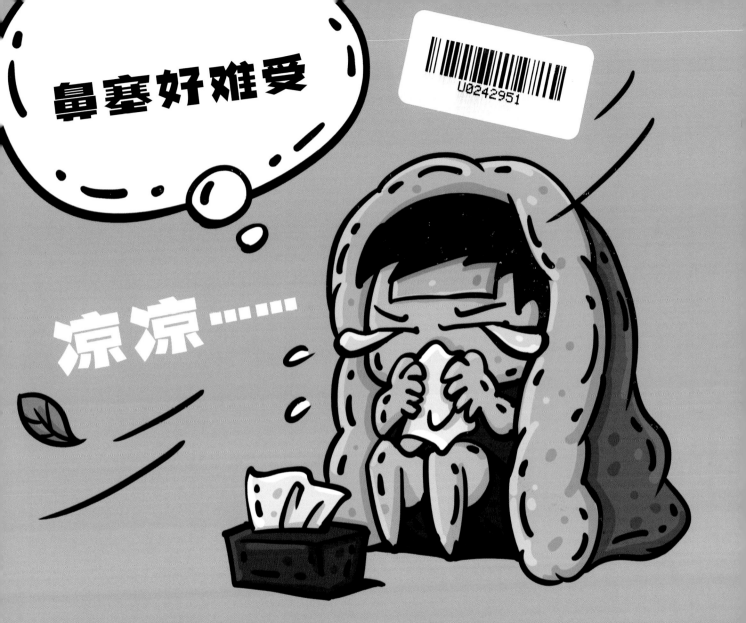

天气真冷啊！小明得了重感冒，喷嚏连连，感觉鼻子里被堵住了。

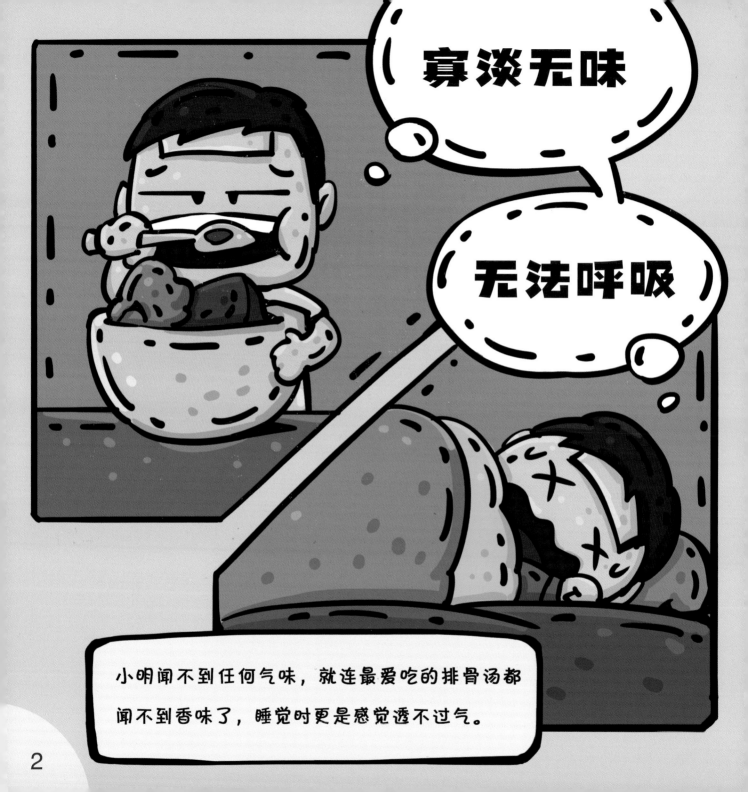

小明闻不到任何气味，就连最爱吃的排骨汤都闻不到香味了，睡觉时更是感觉透不过气。

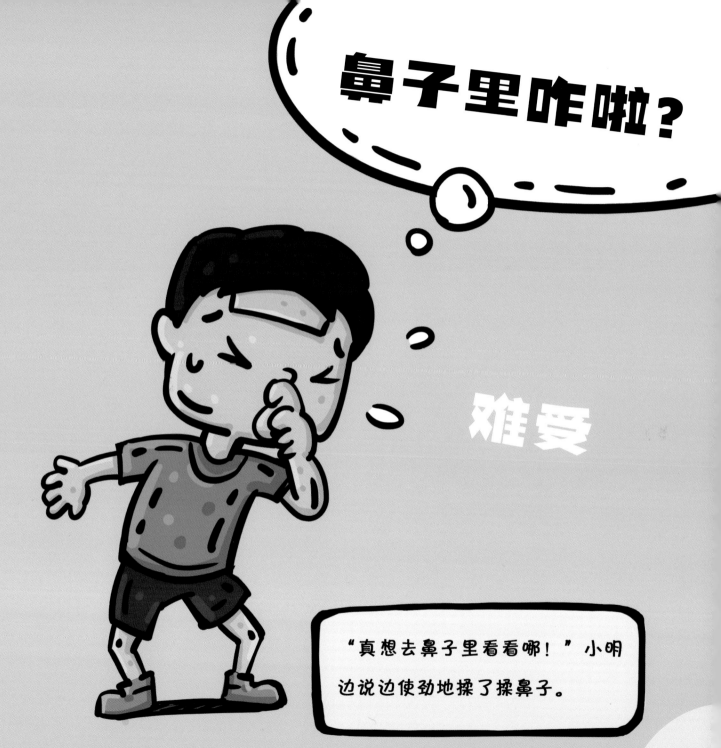

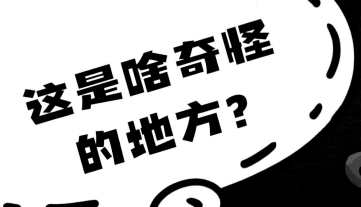

这是啥奇怪的地方？

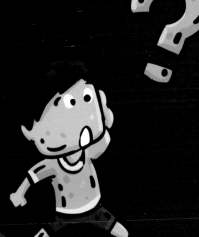

晚上，白白的月亮升起来了，人们都进入了甜甜的梦乡。小明来到了一座奇怪的山下，山上有两个好大好大、好圆好圆的洞。

我就是你的鼻子哦
COME ON！

小明挠了挠脑袋，纳闷了起来："这是哪里呀？"
"这是你的鼻子呀，你不是一直想来鼻子里看看吗？"
声音从"山洞"里传了出来。
"来吧，小明，我们一起去你的鼻子里看看。"

嗖嗖嗖嗖！"这个'山洞'里的风好大啊。"
"当然啊，这个是鼻孔，空气通过鼻孔进入身体，维持了我们正常的呼吸，虽然你感觉不到，它可一直在运送氧气呢。"

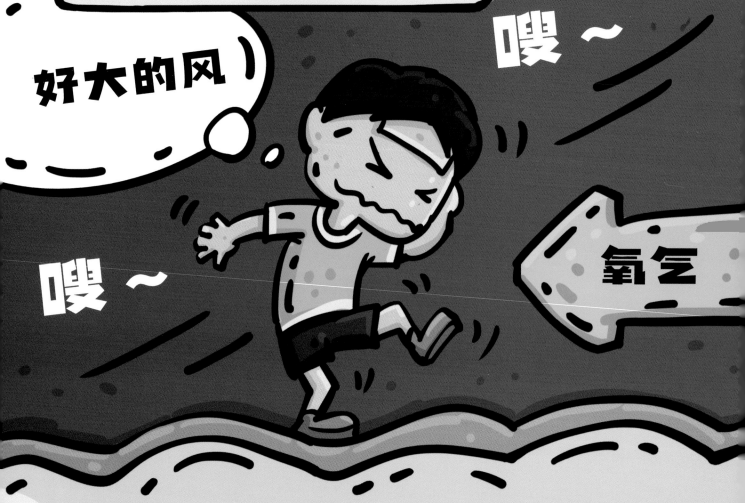

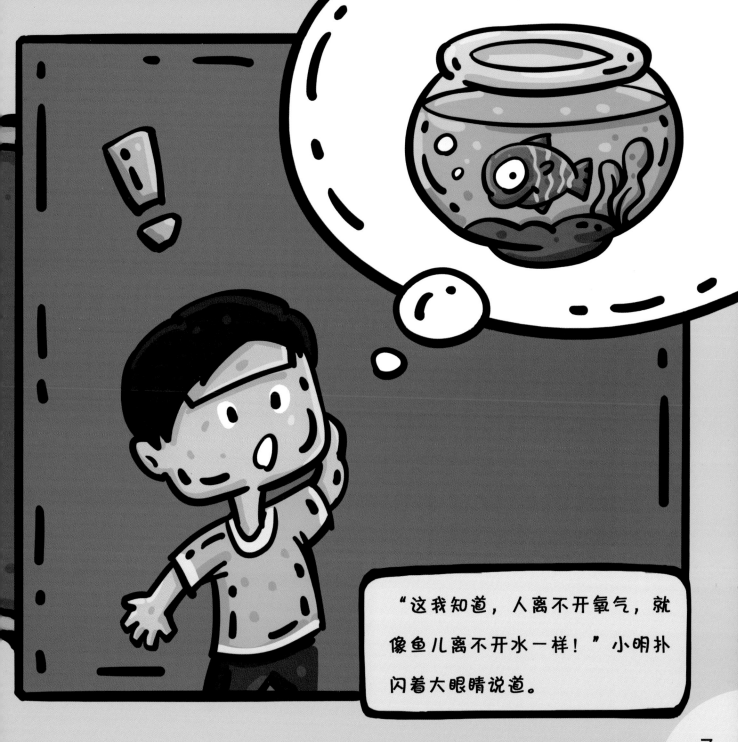

"这我知道，人离不开氧气，就像鱼儿离不开水一样！"小明扑闪着大眼睛说道。

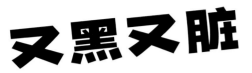

又黑又脏

"这个黑黑的像水草一样的东西是什么？他们脏乎乎的，乱七八糟，还有点像荆棘丛。"小明指了指山洞壁上很多突出来的草说道。

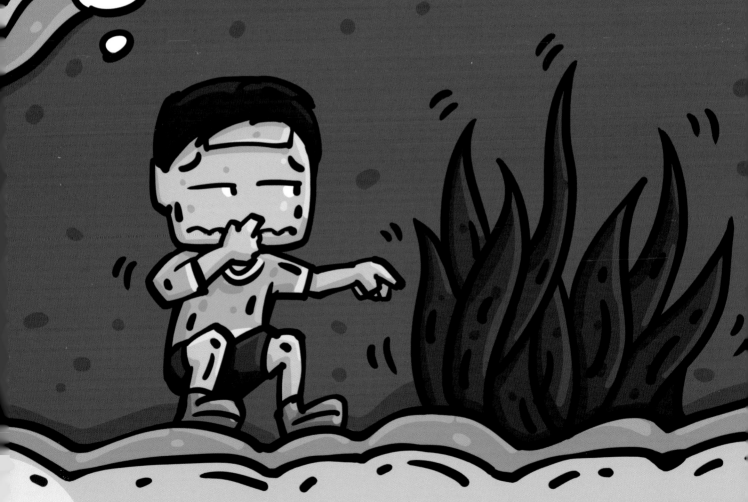

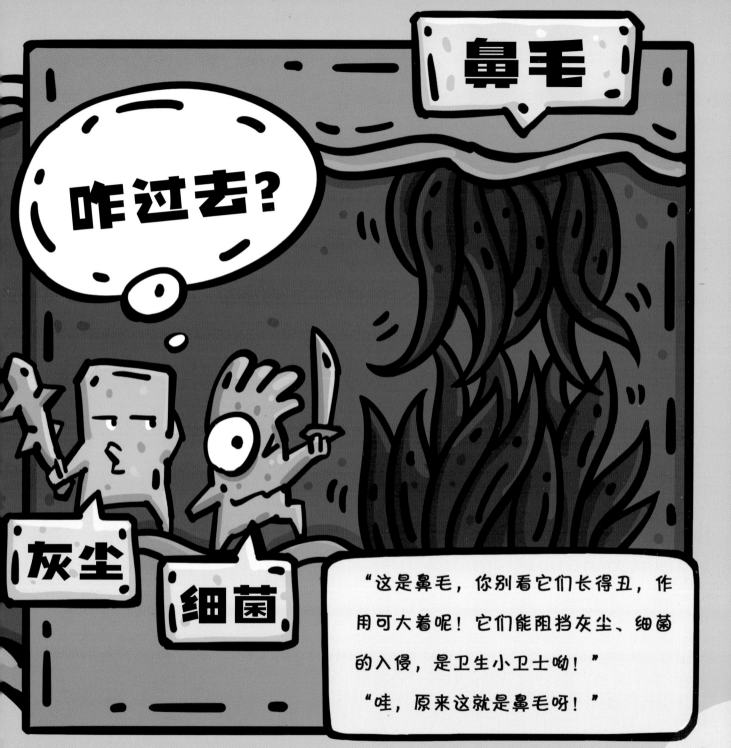

小明小心翼翼地穿越鼻毛区，跟跟跄跄地又往鼻腔里面走了走。"瞧，这里有三个像梯子一样排列的山丘，最下面的山丘最大，中间的山丘变小了，最顶上的山丘只有一小点。"小明指了指前上方。

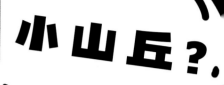

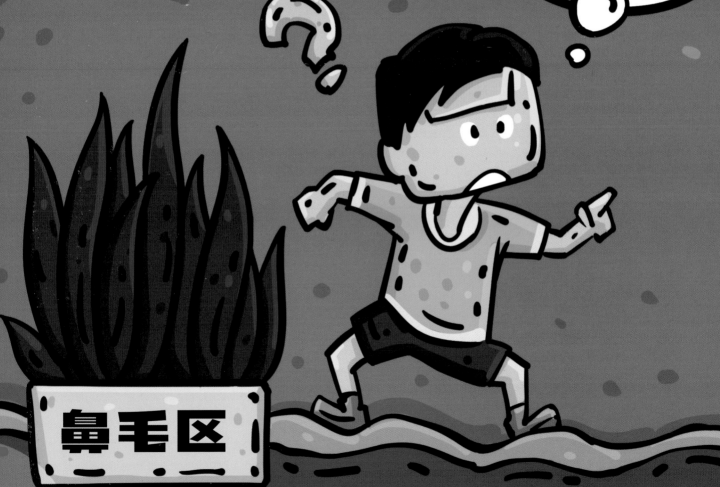

鼻毛区

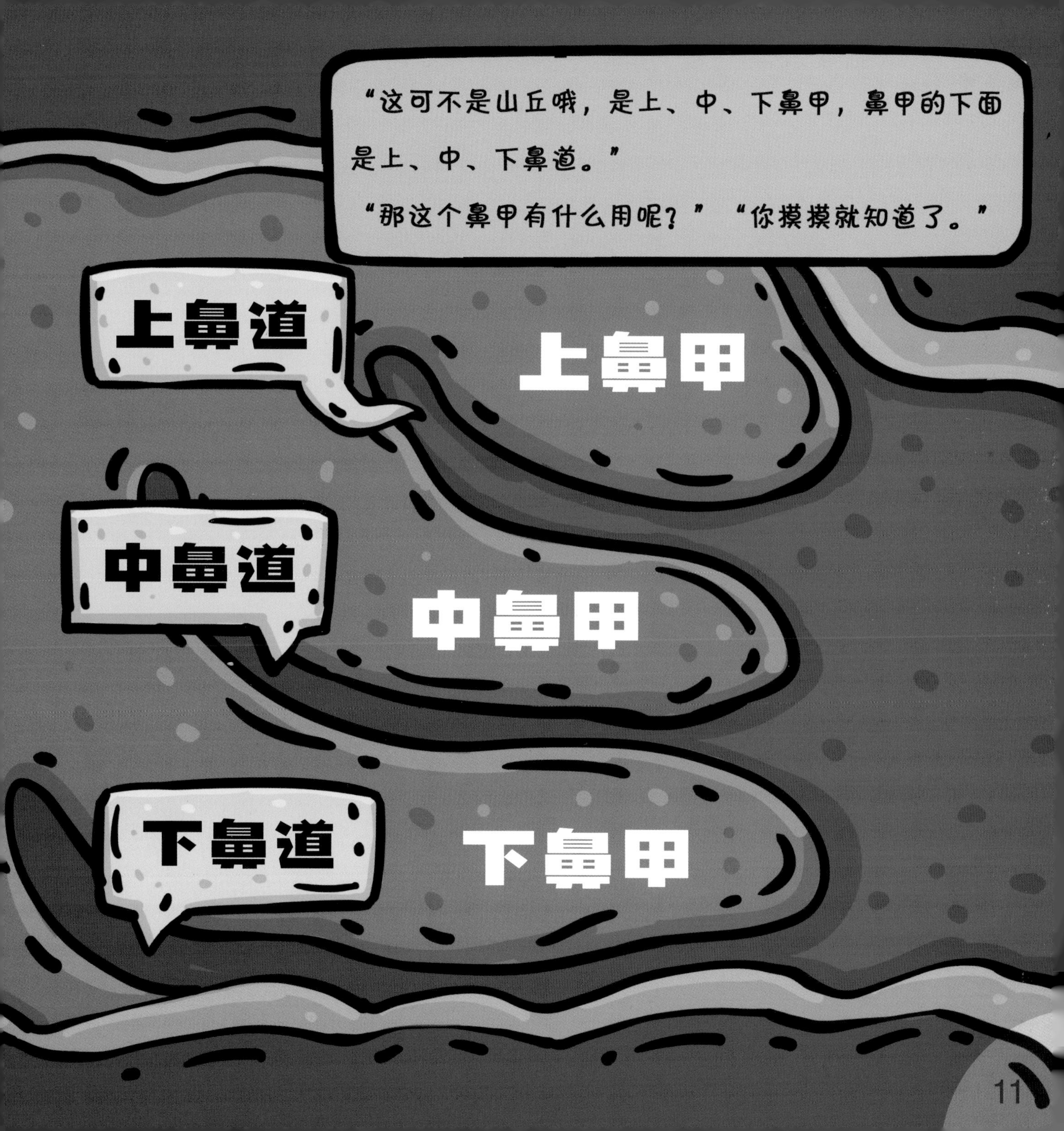
“这可不是山丘哦，是上、中、下鼻甲，鼻甲的下面是上、中、下鼻道。”
“那这个鼻甲有什么用呢？”“你摸摸就知道了。”
上鼻道
上鼻甲
中鼻道
中鼻甲
下鼻道
下鼻甲

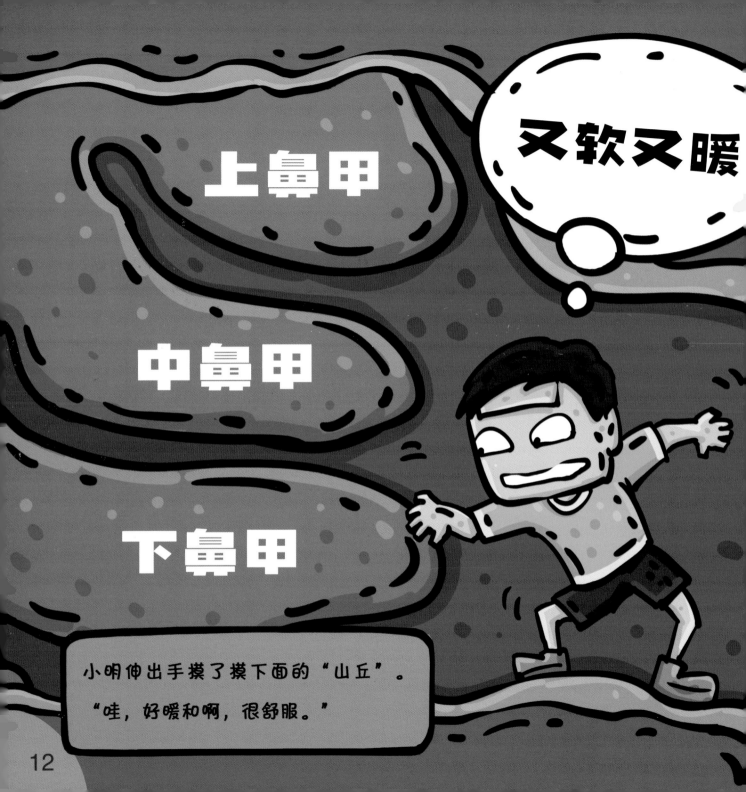

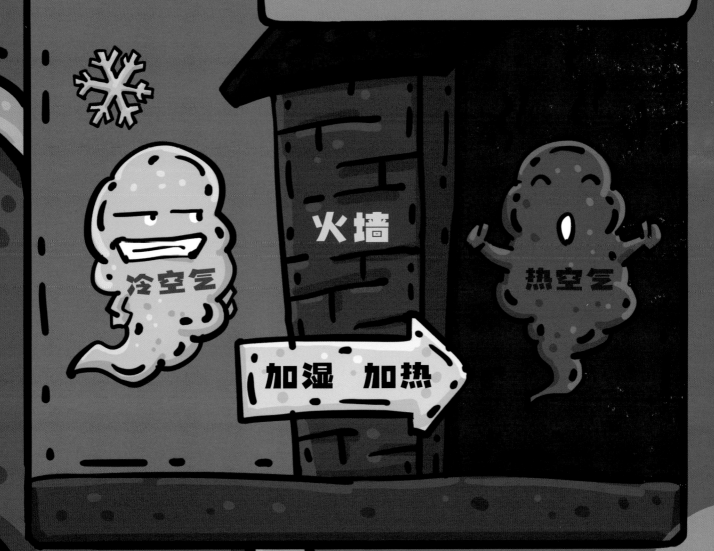

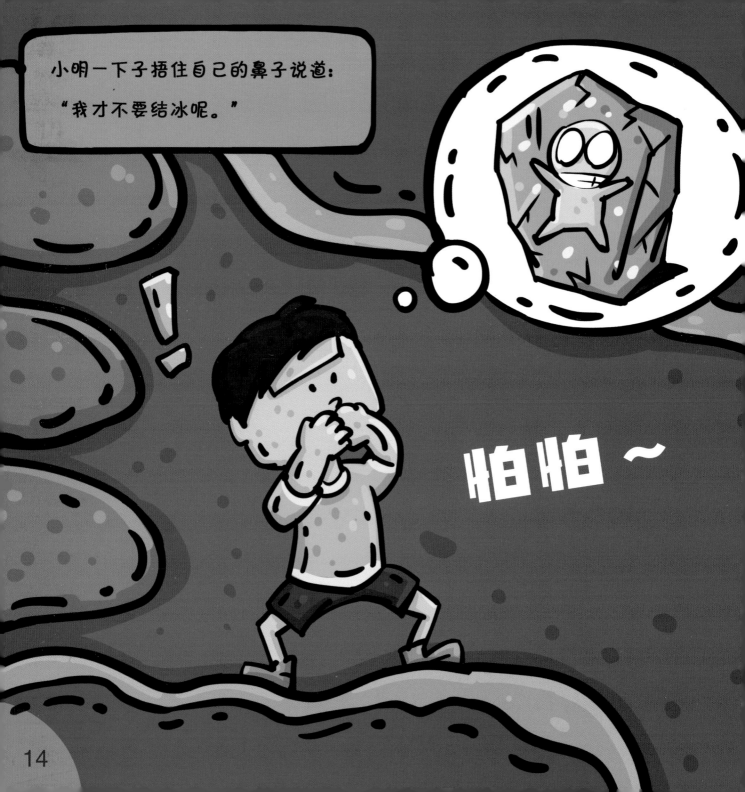

三个鼻甲有什么区别？

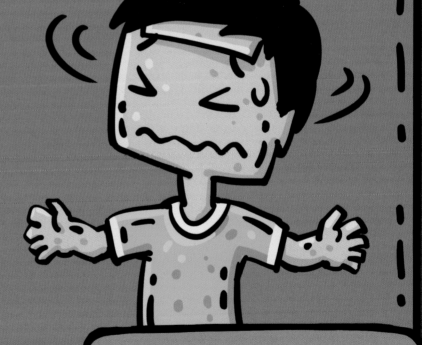

"小明，你知道这三个鼻甲有什么区别吗？"小明摇了摇头。

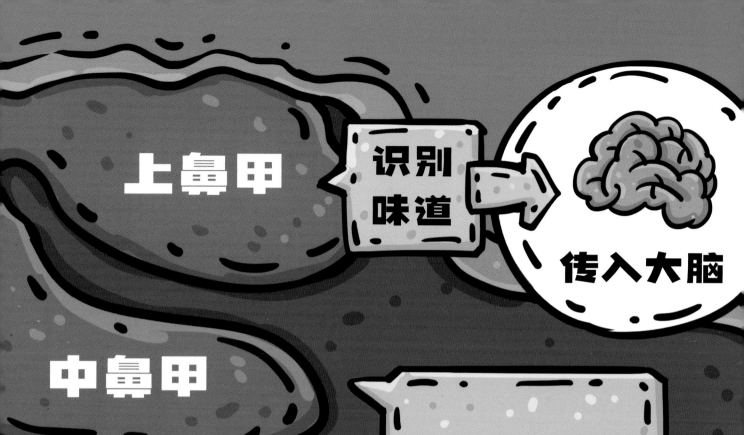

上鼻甲

识别
味道

传入大脑

中鼻甲

调节空气温度

下鼻甲

"下面两个鼻甲的主要作用是调节空气的温度；你能闻到的香味、臭味是在上鼻甲被识别的，最后传入大脑。"

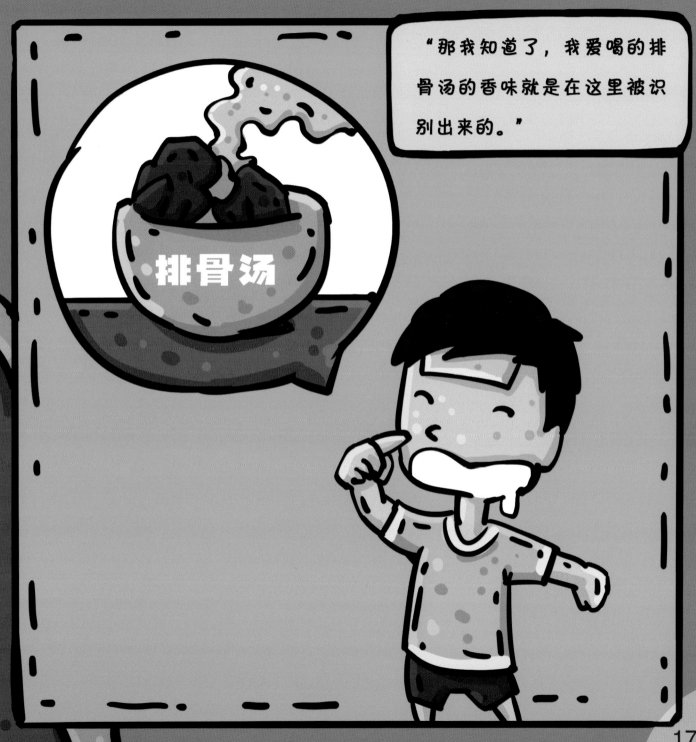

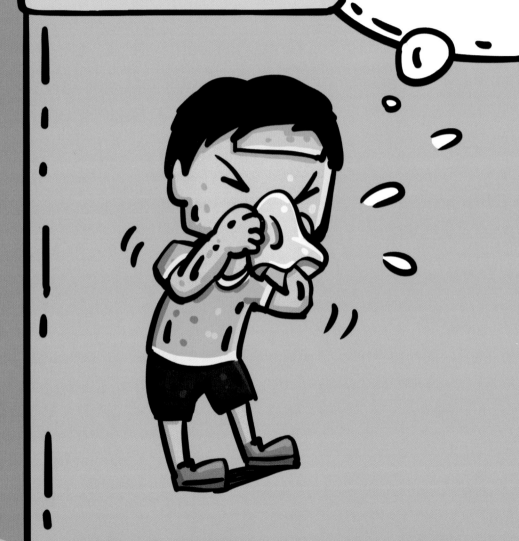

"是的，说得没错。小明，你知道自己的鼻子为什么沉沉的吗？还有点喘不过气来？"

鼻子沉沉
喘气难受

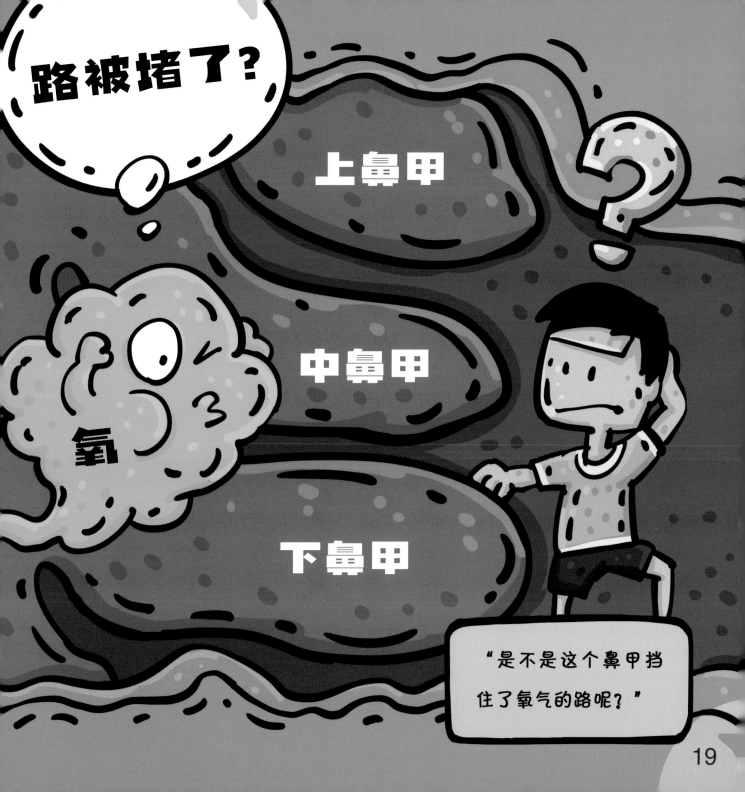

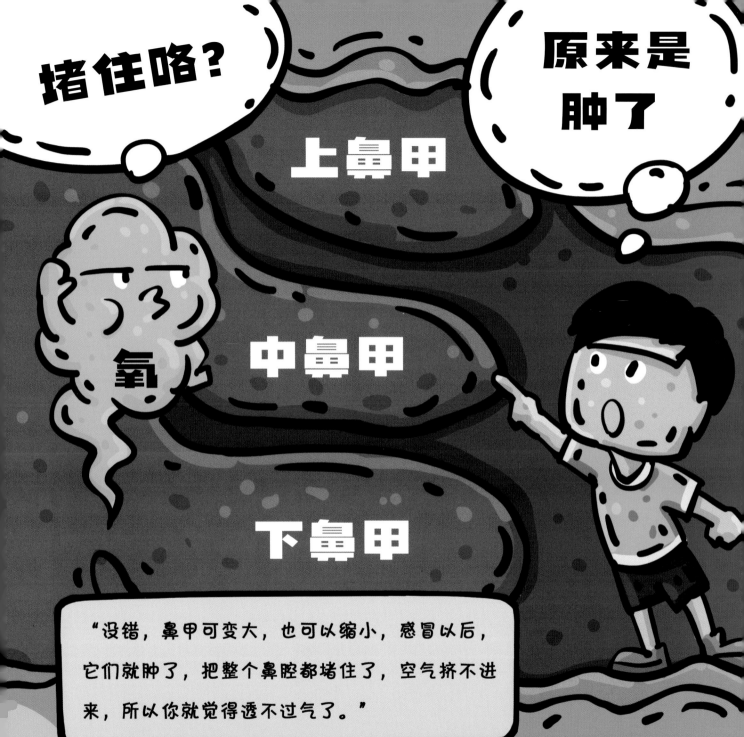

小明听后，使劲揉了揉鼻子，好像鼻子真的通了一点。

好像通气了一点！

揉揉～

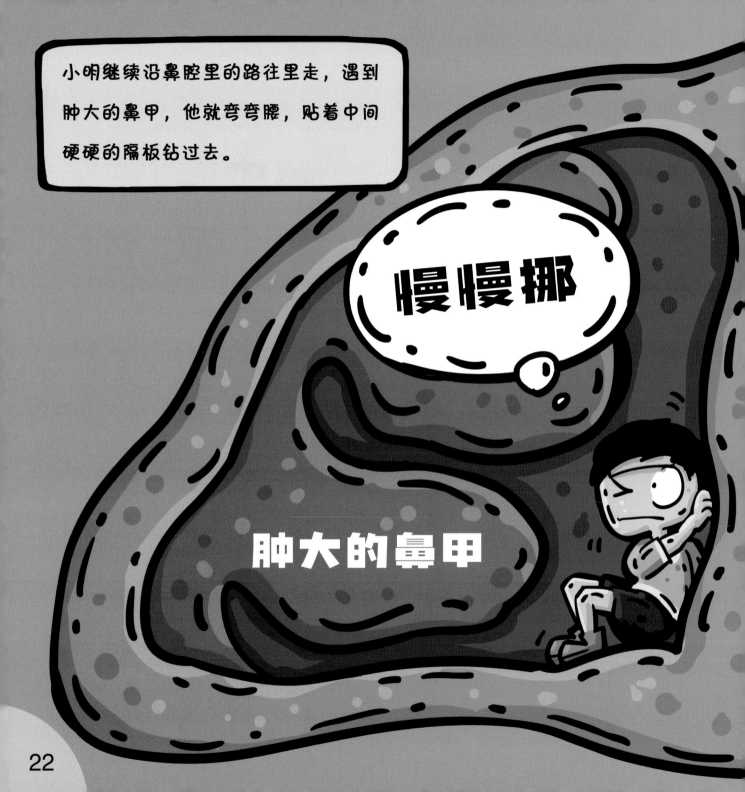

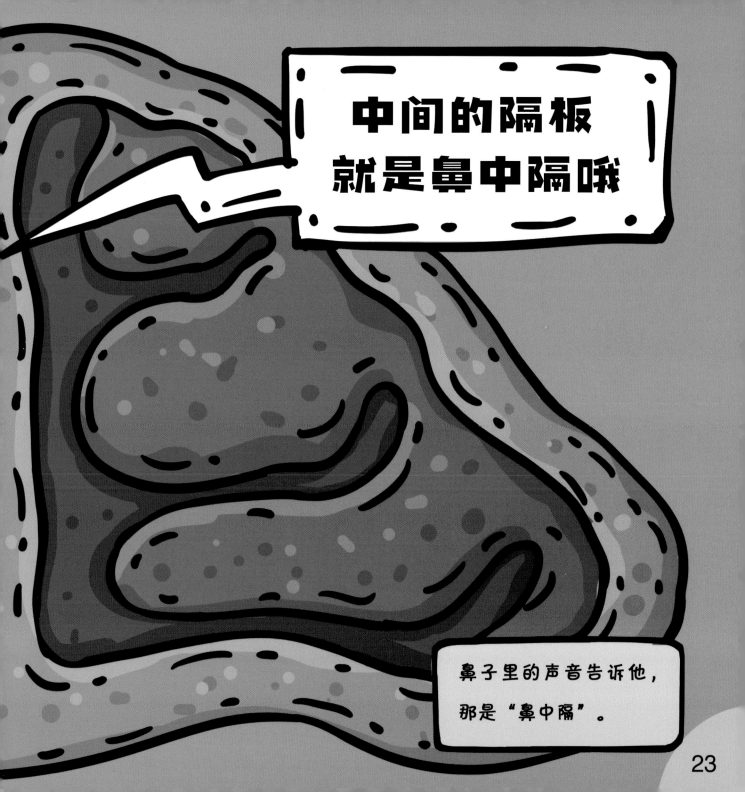

不知道走了多久，光线突然变亮了，小明把头抬了起来，映入眼帘的是一条很深很深的沟，对面有一块山壁，像极了西游记里孙悟空住的水帘洞，只是这个洞口上面写着三个大字"鼻咽部"。

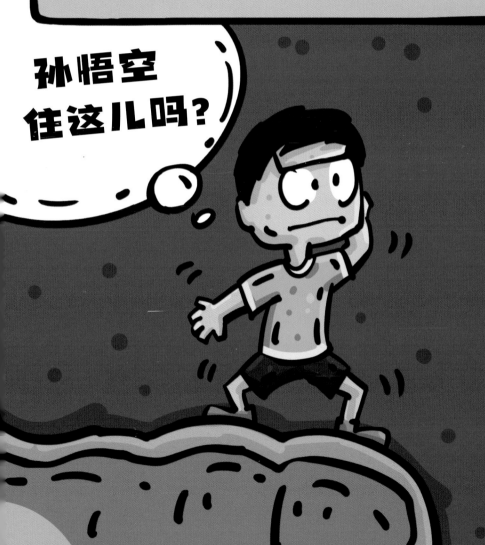

孙悟空住这儿吗？

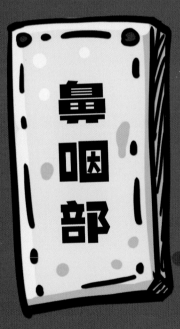

鼻咽部

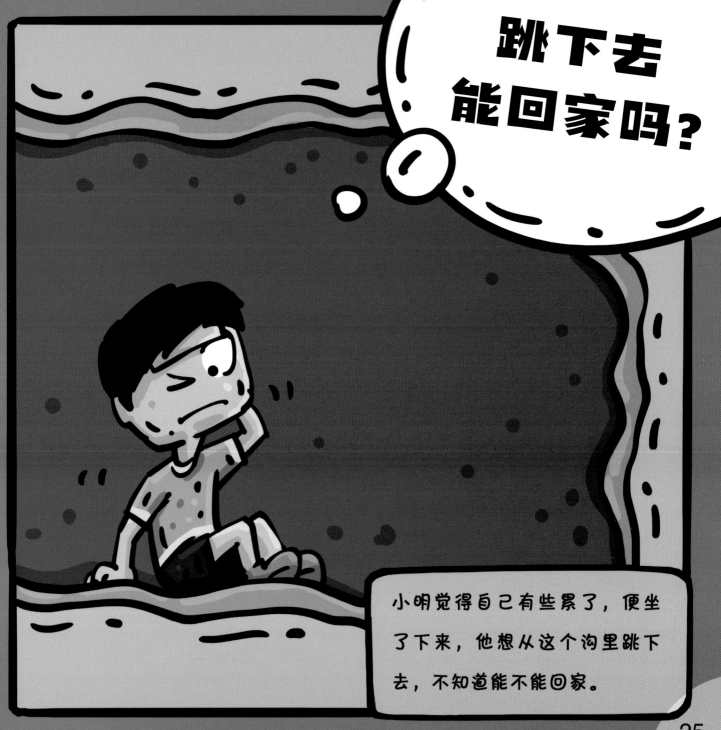

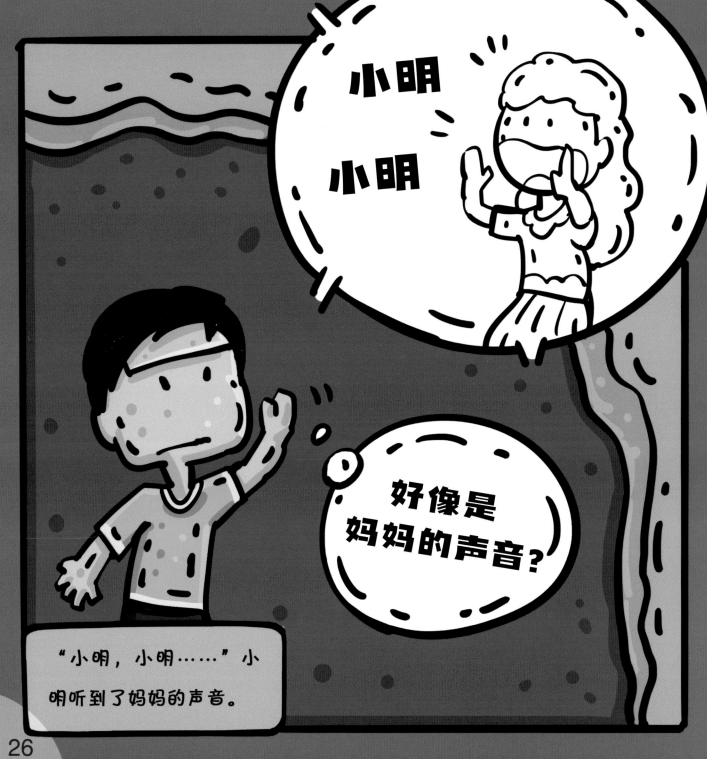

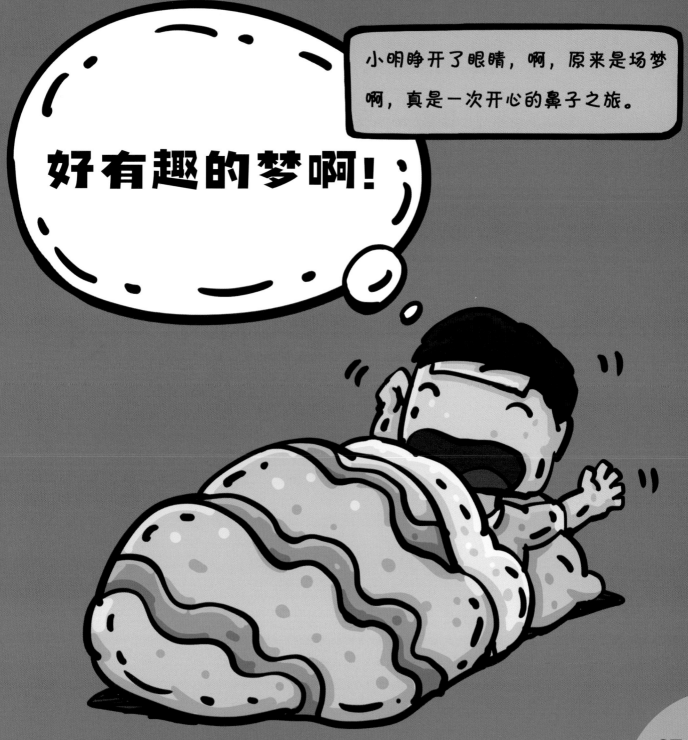

"器官宝宝有话说"
系列医学科普绘本（二）

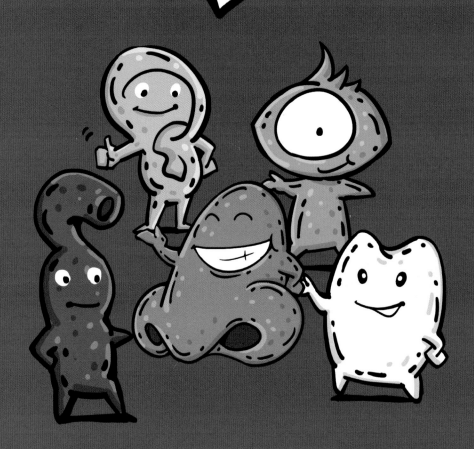

徐汇区科普创新项目资助
项目编号：xhkp2021006

上海科学技术出版社

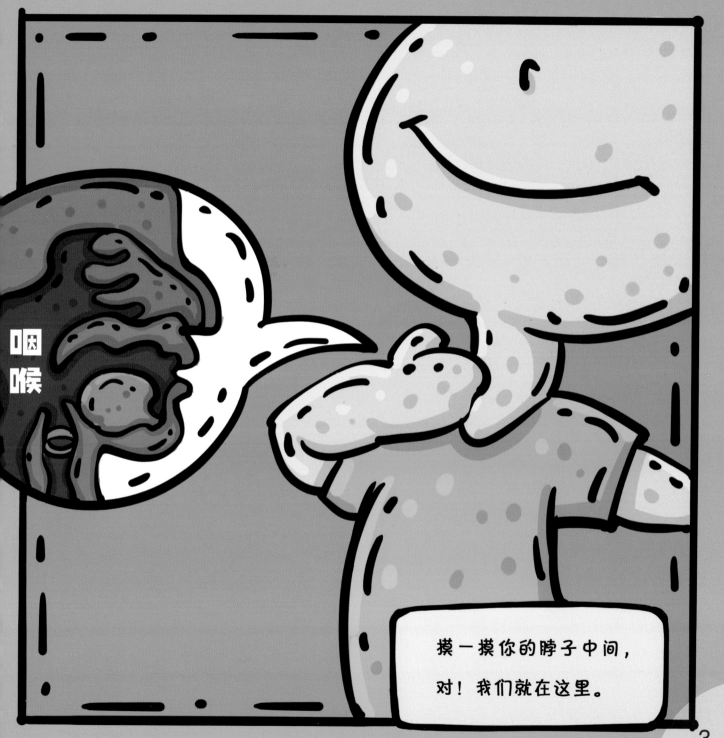

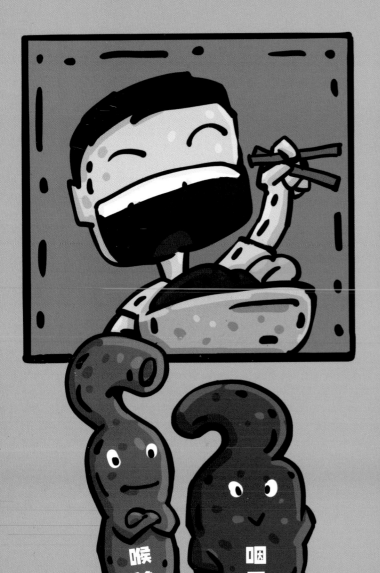

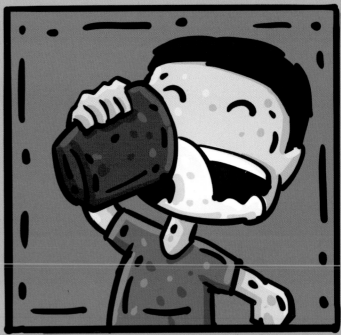

喉弟 咽兄

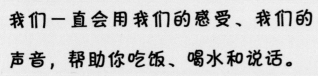

我们一直会用我们的感受、我们的声音，帮助你吃饭、喝水和说话。

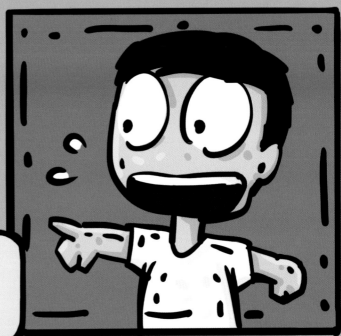

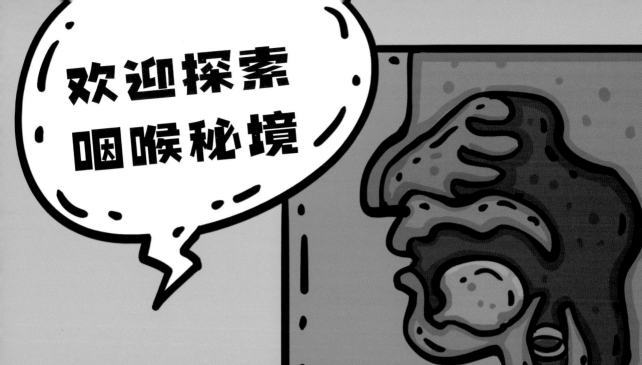

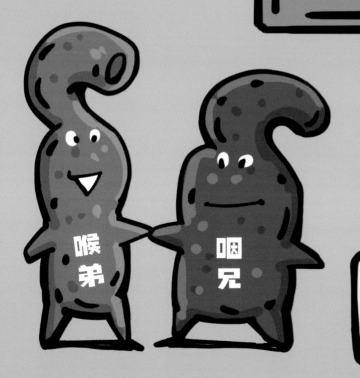

现在，我们邀请大家探索一下属于咽喉的秘境。

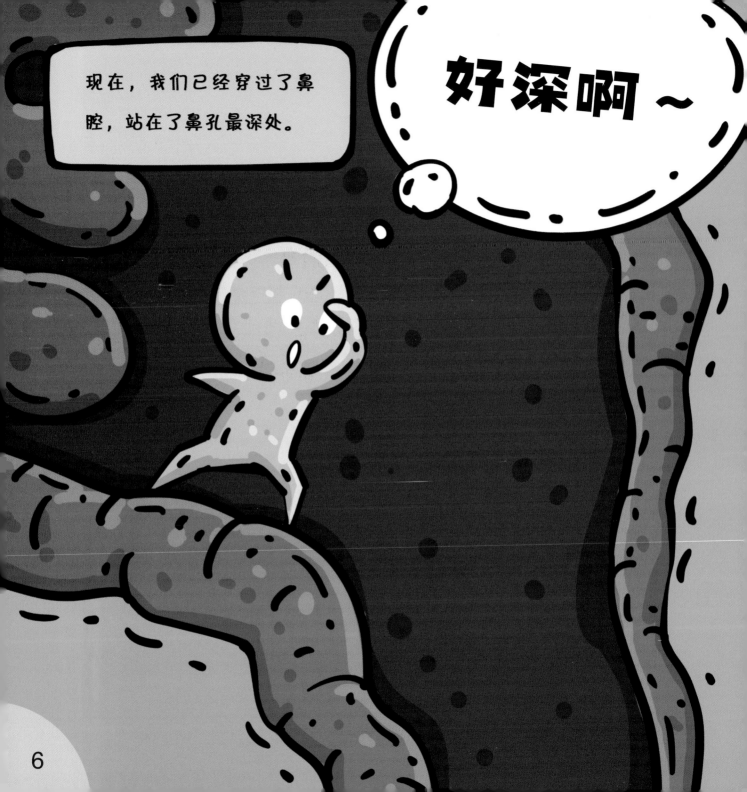

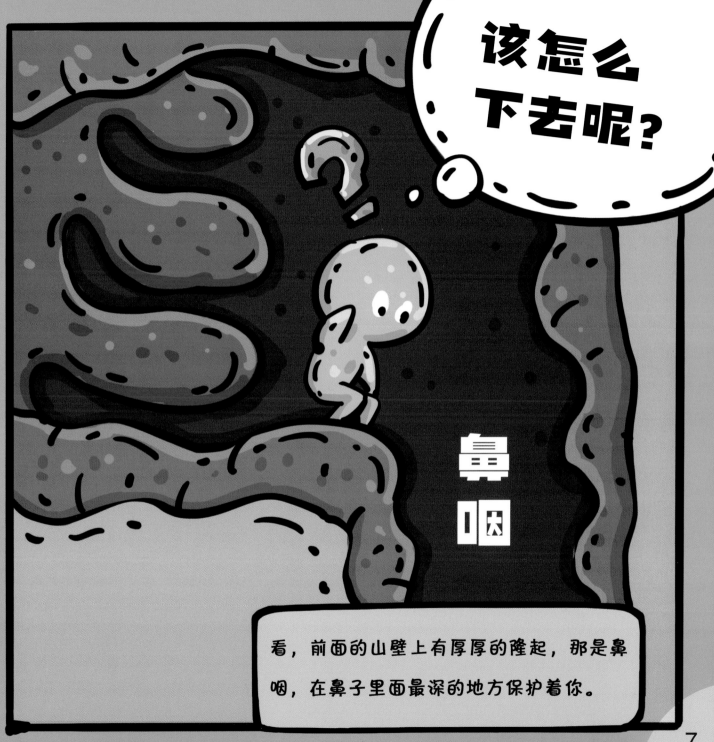

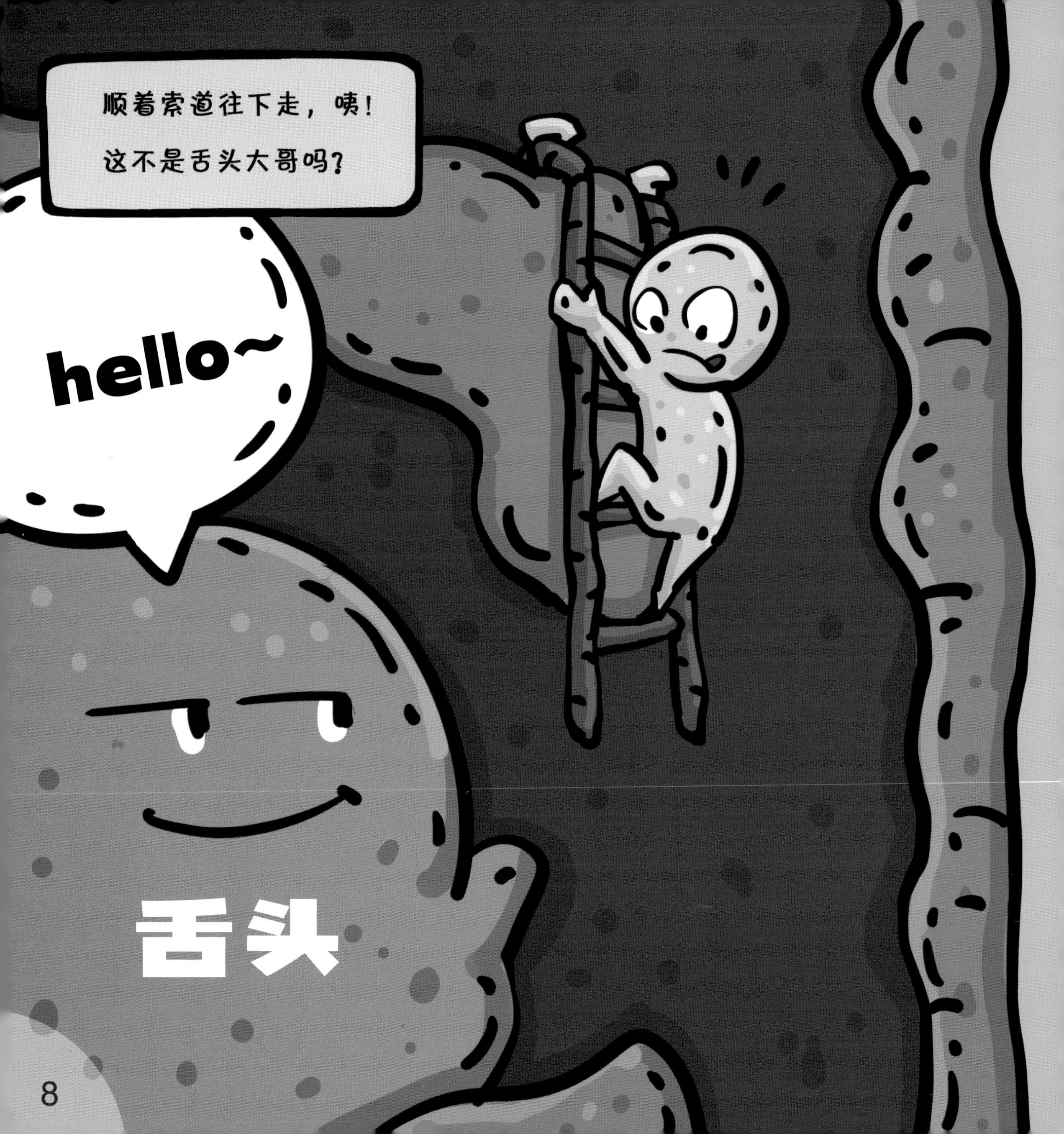
顺着索道往下走，咦！
这不是舌头大哥吗？
hello~
舌头

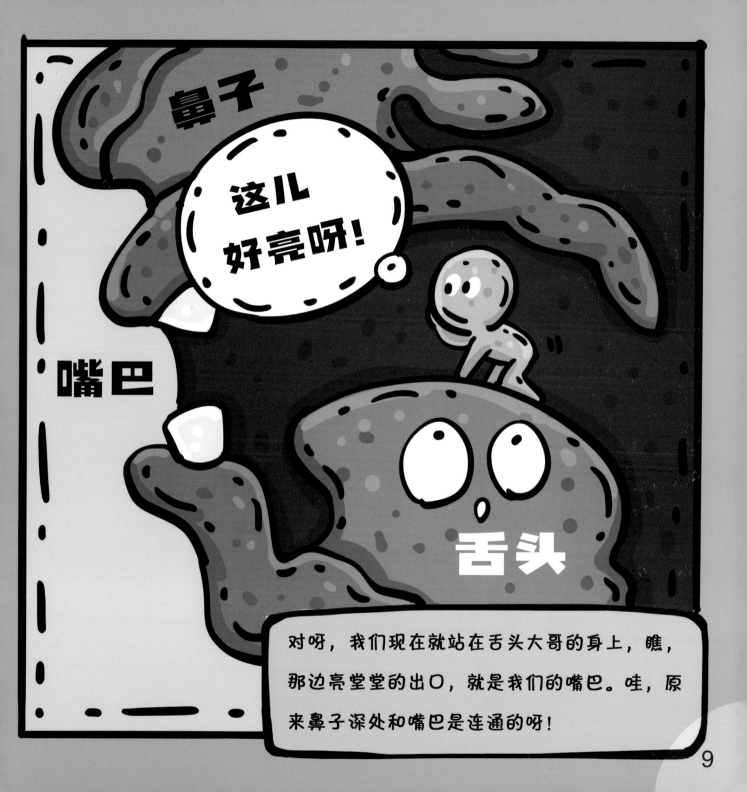

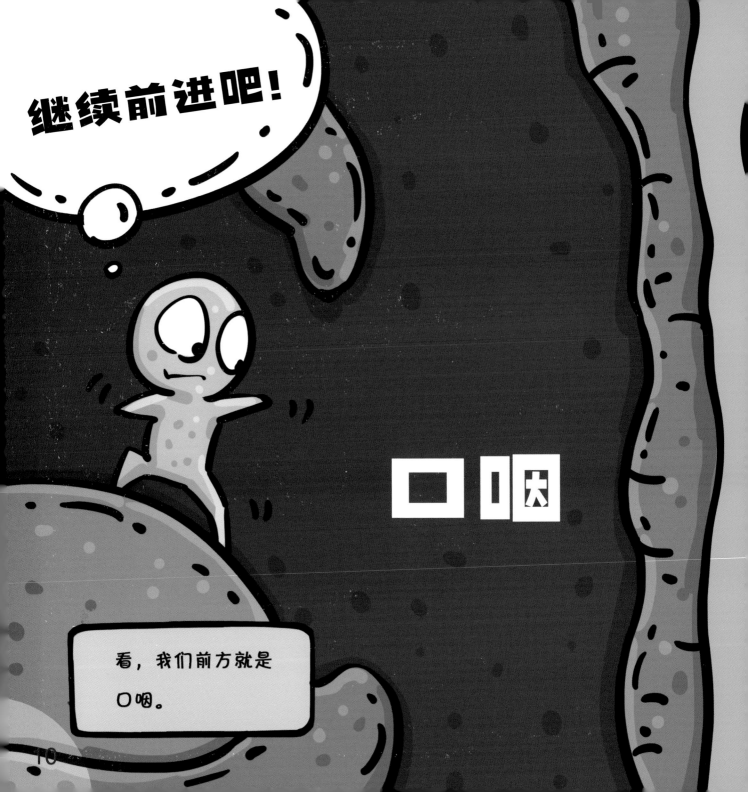

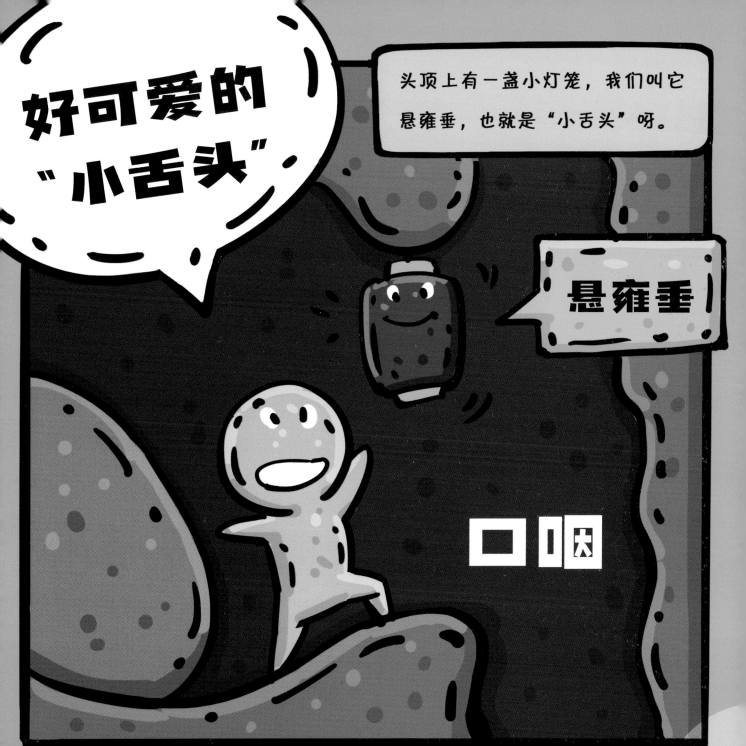

11

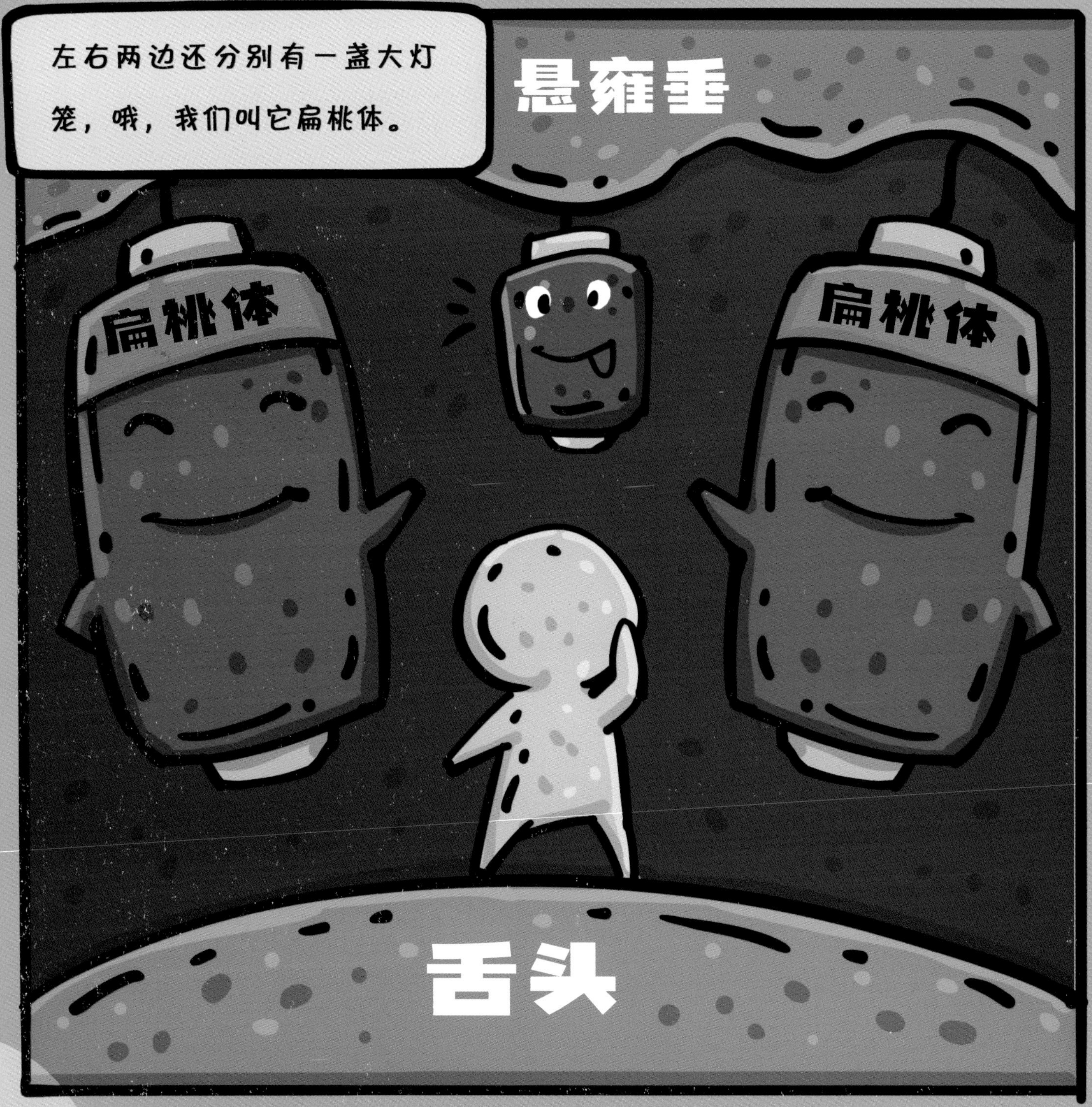
左右两边还分别有一盏大灯笼，哦，我们叫它扁桃体。
悬雍垂
扁桃体
扁桃体
舌头

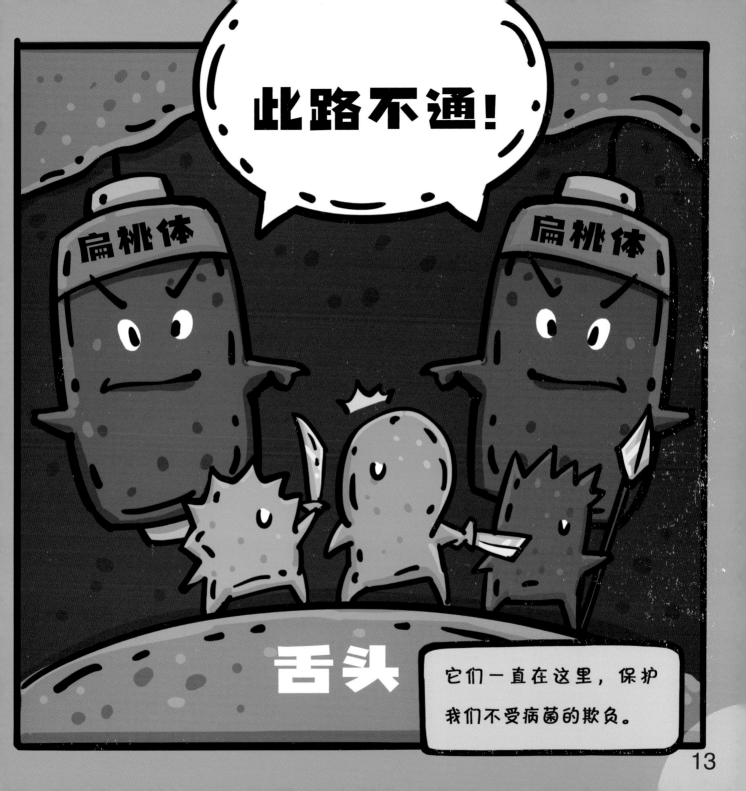

13

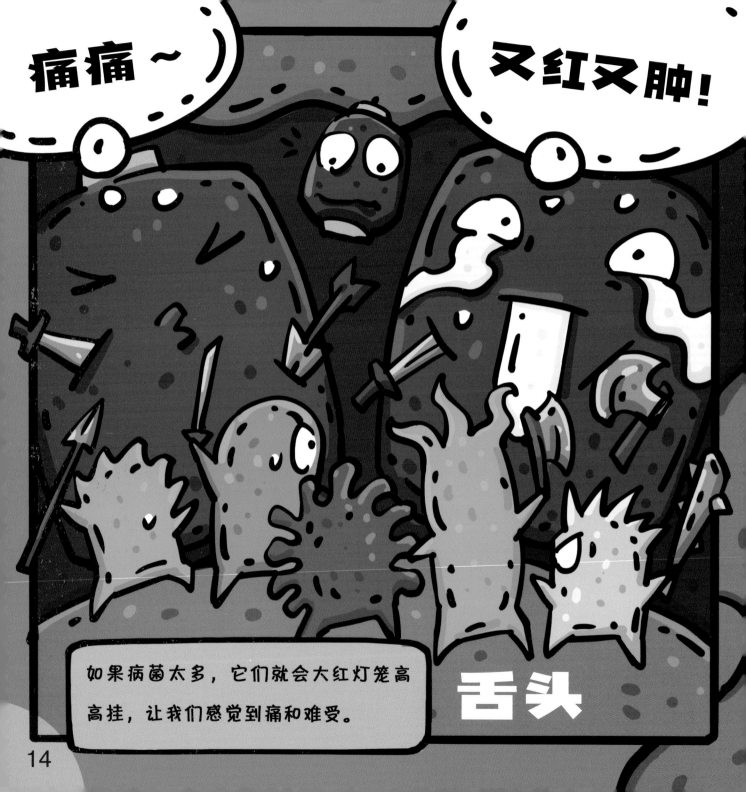

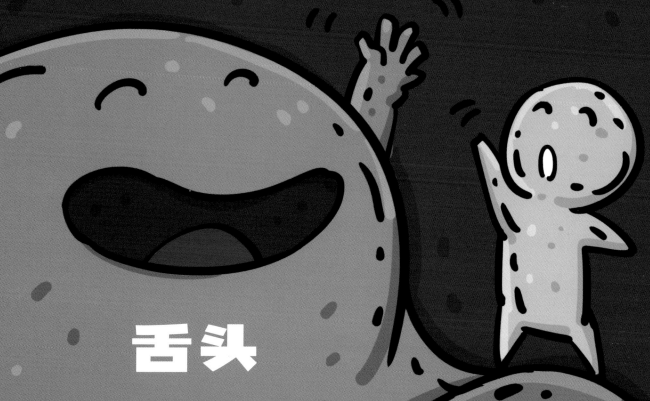

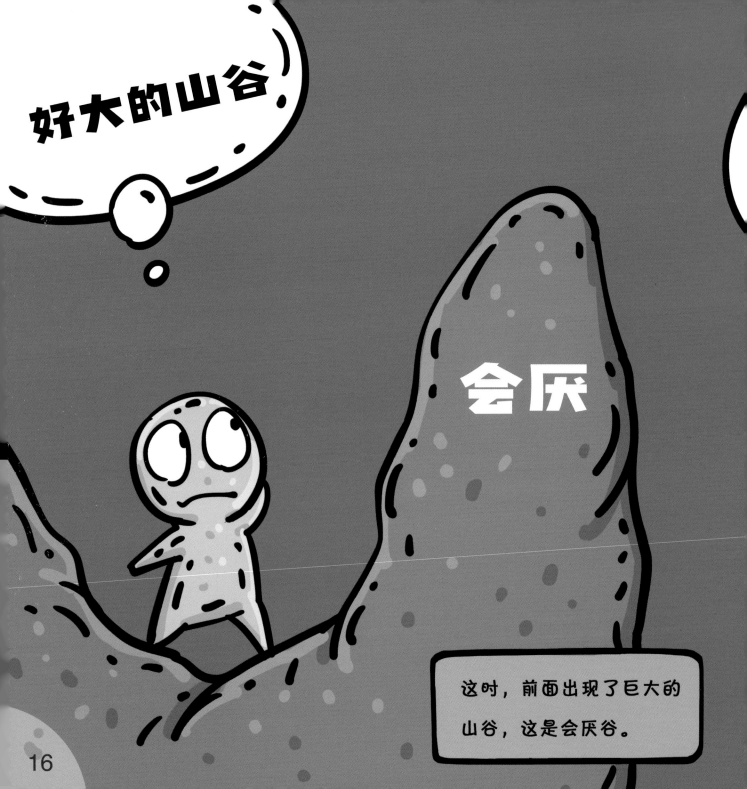

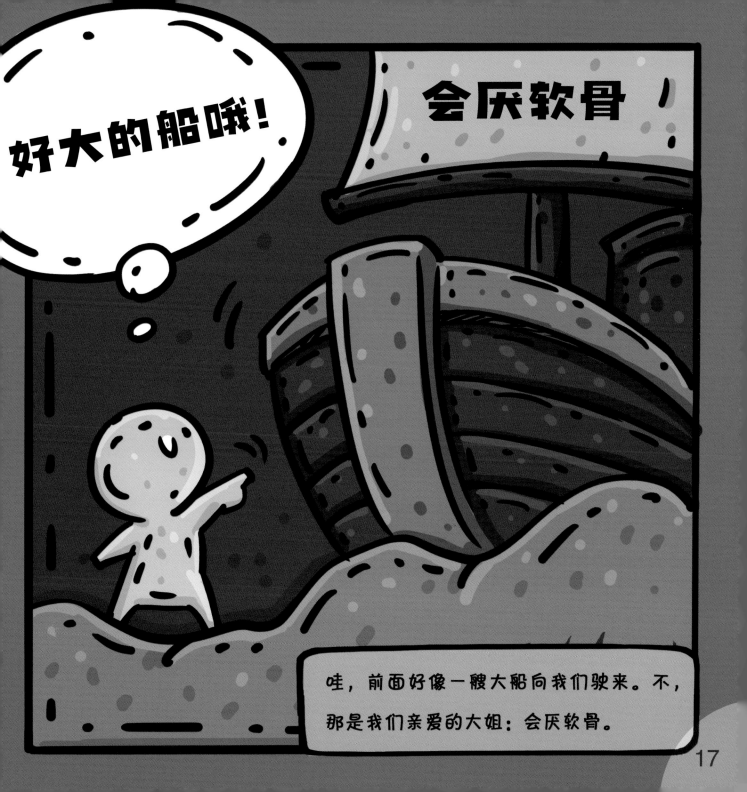

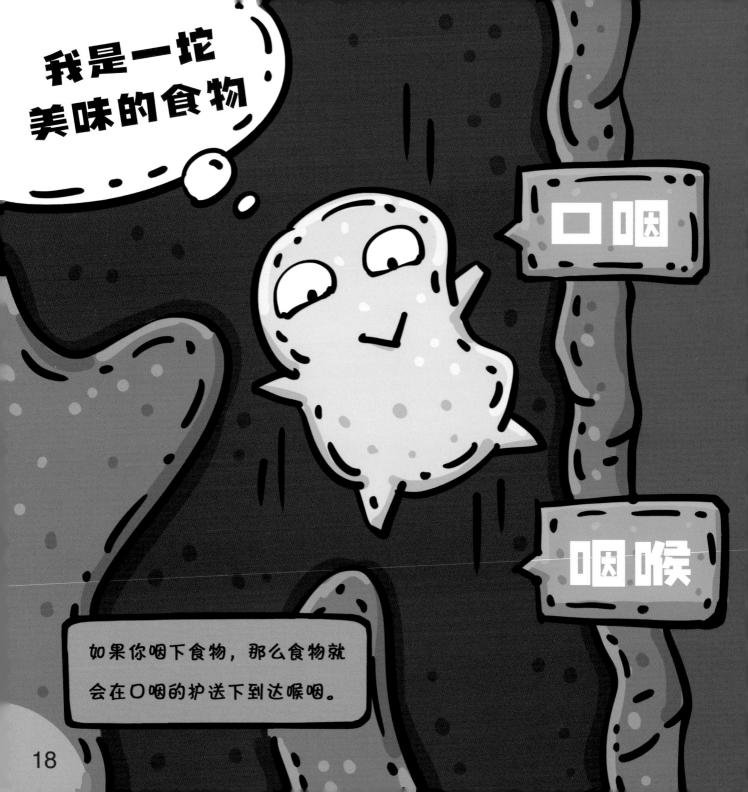

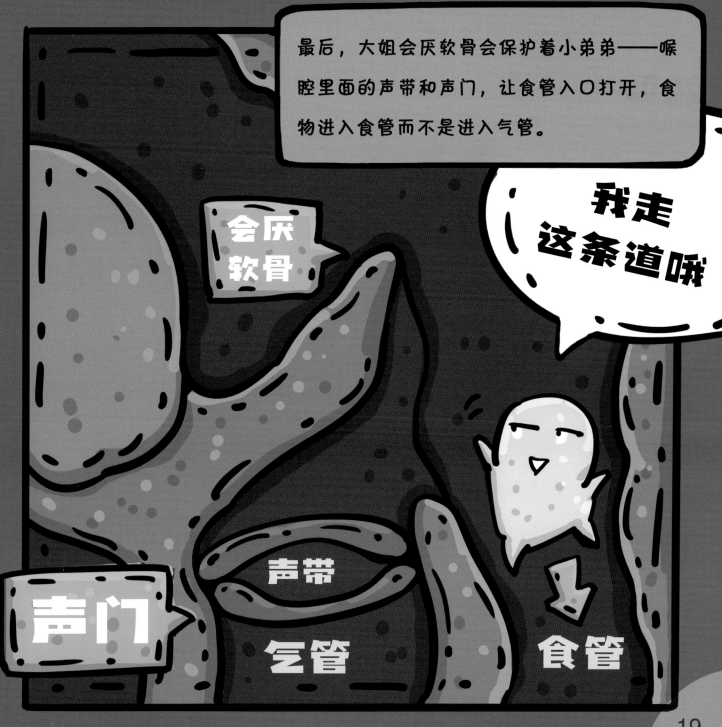

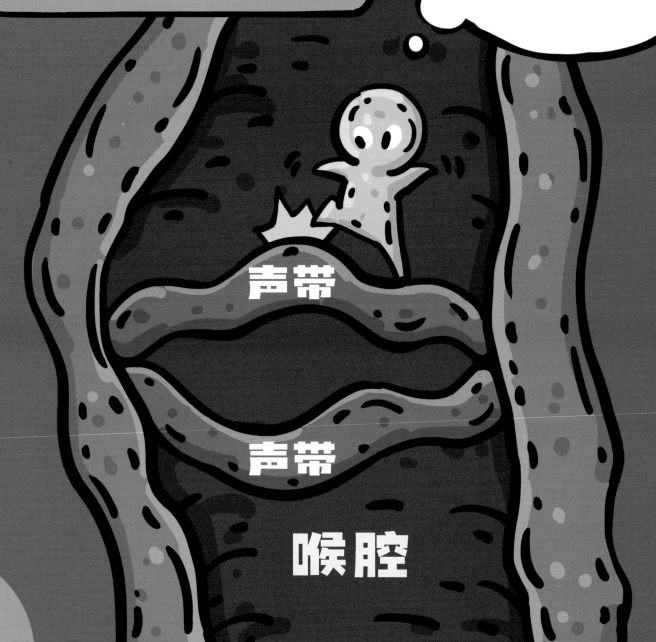

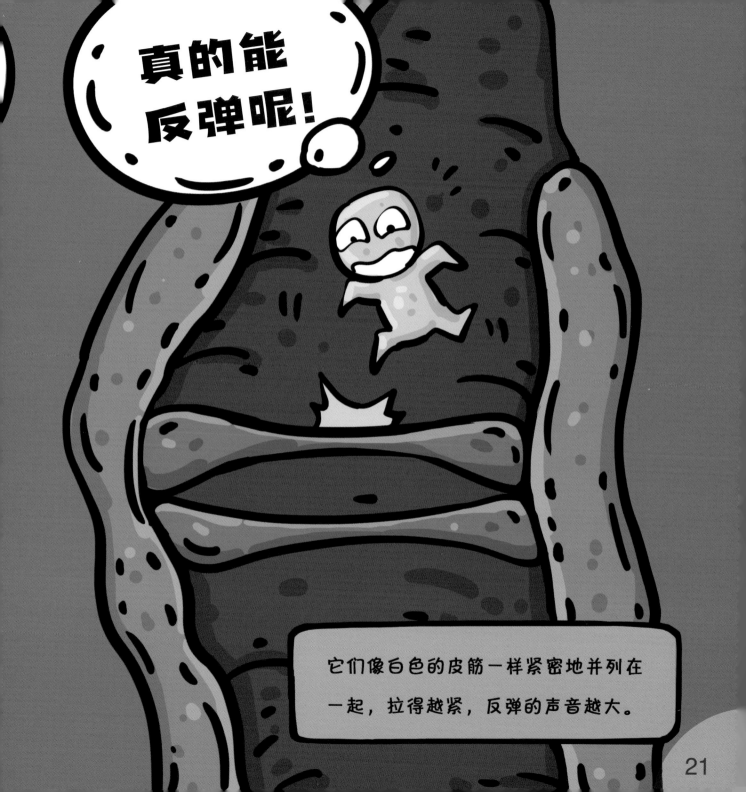

真的能反弹呢！

它们像白色的皮筋一样紧密地并列在一起，拉得越紧，反弹的声音越大。

两条声带之间的裂缝，叫作声门裂。随着声带的一开一闭，声门裂也一会儿大、一会儿小。

声带

声门裂

声带

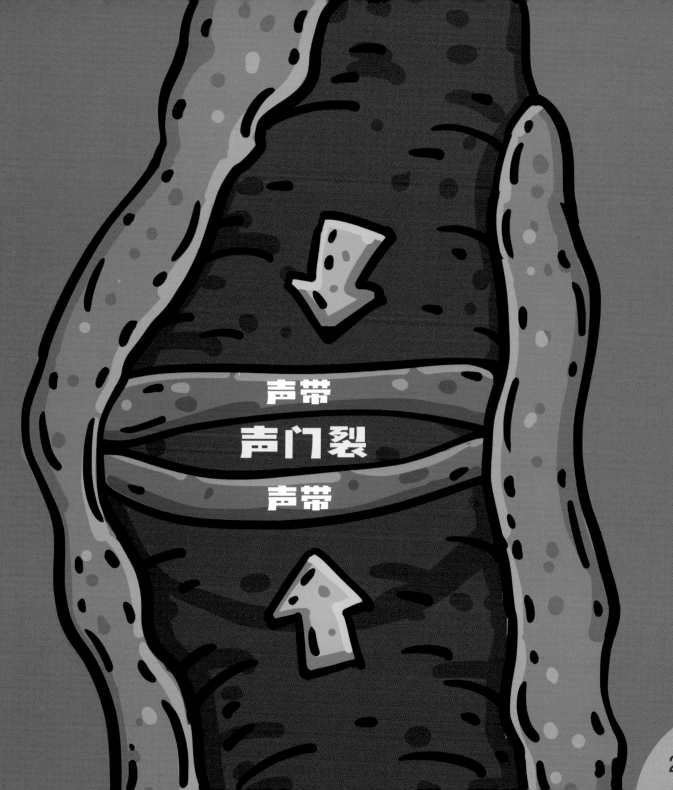

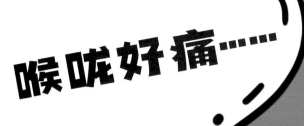

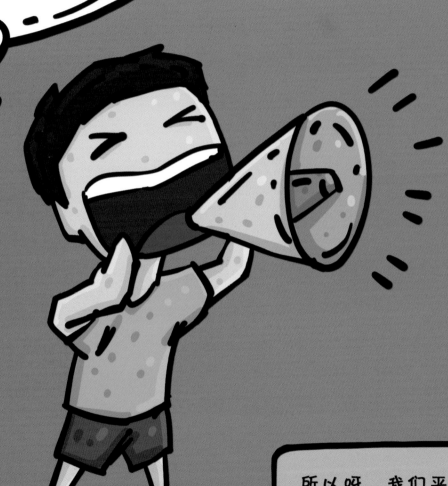

24

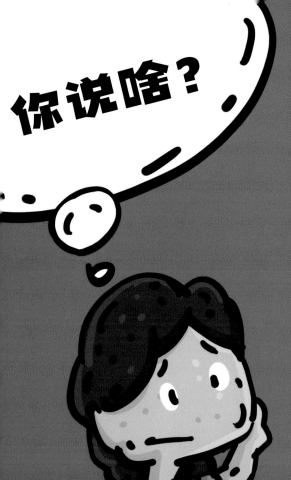
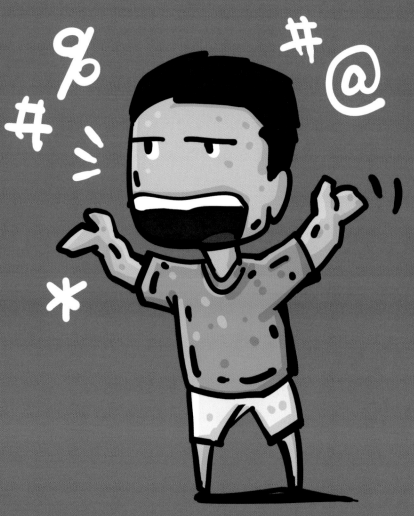

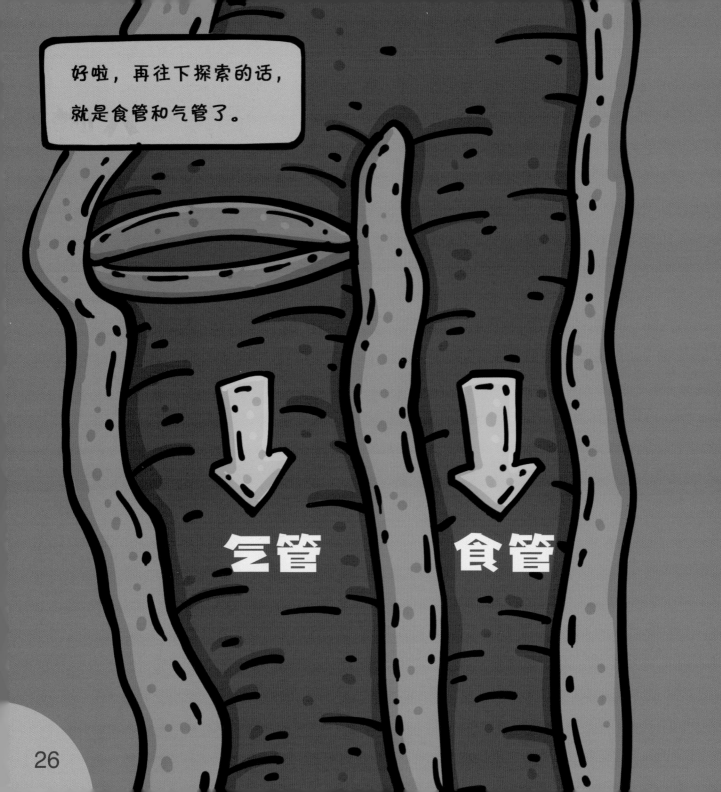

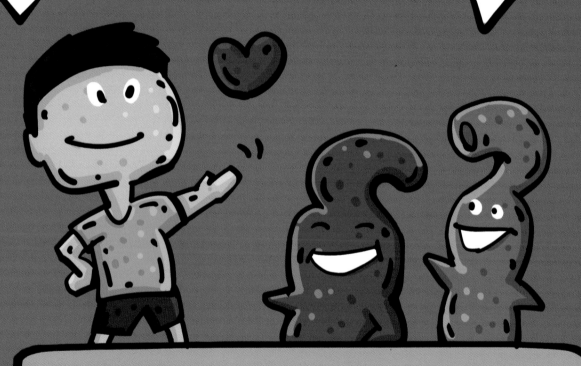

今天我们就到这里，相信大家已经熟悉了我们的咽喉兄弟，知道它们在哪里，也明白它们在帮助我们吃东西、说话过程中发挥的作用。更重要的是，我们要注意卫生，不要大声喊叫，多多爱护我们的咽喉兄弟哦。

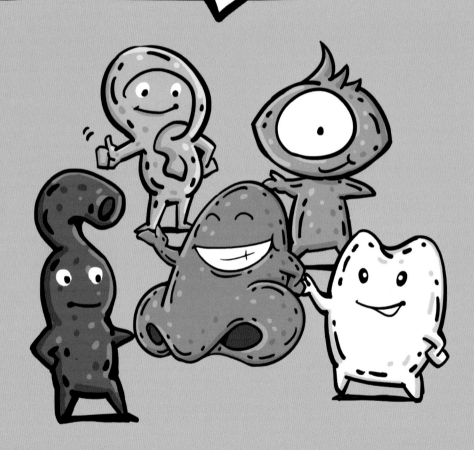

"器官宝宝有话说"
系列医学科普绘本（二）

徐汇区科普创新项目资助
项目编号：xhkp2021006

上海科学技术出版社